Callisthénie

Guide du Débutants pour la musculation au Poids du Corps - Le Défi et Plan d'Action 30 Jours "Dieu Grec" pour le renforcement musculaire (Livre en Français / Calisthenics French Book)

Par Jennifer Louissa

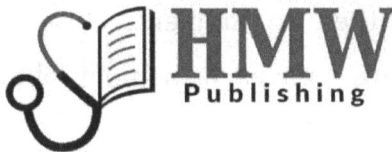

HMW Publishing

Pour plus de livres intéressants visiter :

HMWPublishing.com

Télécharger un autre livre gratuitement

Je tiens à vous remercier d'avoir acheté ce livre et vous offre un autre livre (tout aussi long et précieux que ce livre), « santé et remise en forme : les erreurs que vous faites sans le savoir», totalement gratuit.

Visitez le lien ci-dessous pour vous inscrire et le recevoir: www.hmwpublishing.com/gift

Dans ce livre, je corrigerai les erreurs de santé et de remise en forme les plus courantes, que vous commettez probablement en ce moment, et je vais vous révéler comment vous pouvez facilement obtenir la meilleure forme de votre vie!

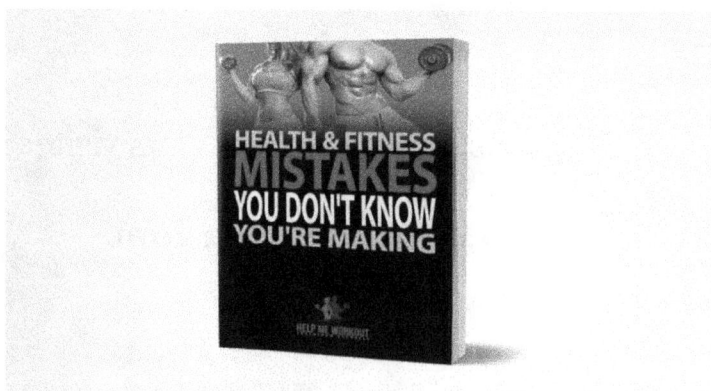

En plus de ce cadeau précieux, vous aurez aussi l'occasion d'obtenir nos nouveaux livres gratuitement, de recevoir des cadeaux, et de recevoir d'autres e-mails intéressants de ma part. Encore une fois, visitez le lien pour vous inscrire: **www.hmwpublishing.com/gift**

Table des matières

Introduction

Je tiens à vous remercier et à vous féliciter pour le téléchargement du livre « Callisthénie pour les débutants ». Ce livre contient des étapes et des stratégies éprouvées sur la façon d'effectuer des exercices de callisthénie à la maison ou dans la rue et comprend tout ce dont vous avez besoin pour commencer dans la bonne direction en toute sécurité. Vous découvrirez aussi en quoi consiste exactement la callisthénie et quelles sont les erreurs cruciales que vous devez éviter lors de l'exécution de ces exercices. De plus, vous apprendrez les avantages de la callisthénie par rapport à d'autres types d'entraînement et nous vous ferons partager quelques-uns des meilleurs exercices pour débutant pour obtenir les résultats les plus percutants. De même, nous allons vous expliquer et vous révéler les meilleures méthodes pour bâtir le muscle ainsi que partager avec vous les erreurs de régime les plus courantes que les gens commettent et comment vous pouvez éviter cet écueil. Enfin, nous vous offrons également une routine d'exercice de 30 jours,

Aussi, avant de commencer, je vous recommande de **vous abonner à notre bulletin électronique** pour recevoir des mises à jour sur les nouvelles versions de livres ou les promotions à venir. Vous pouvez vous inscrire gratuitement, et en prime, vous recevrez un cadeau gratuit. Notre livre "*Santé et remise en forme : les erreurs que vous faites sans le savoir »*! Ce livre a été écrit pour démystifier, exposer ce qu'il faut faire et ne pas faire et enfin vous fournir les informations dont vous avez besoin pour obtenir la meilleure forme de votre vie. En raison de la quantité énorme de désinformation et mensonges proférés par les magazines et les « gourous » autoproclamés, il devient de plus en plus difficile d'obtenir des informations fiables pour se mettre en forme. Plutôt que d'avoir à passer par des dizaines de sources biaisées, peu sûres et non fiables pour obtenir vos informations de santé et de remise en forme. Tout ce dont vous avez besoin pour vous aider a été décortiqué dans ce livre facile à suivre pour obtenir immédiatement des résultats pour atteindre vos objectifs de remise en forme souhaités dans le plus court laps de temps.

Encore une fois, pour vous abonner à notre bulletin électronique gratuit et recevoir une copie gratuite de ce livre précieux, s'il vous plaît visitez maintenant le lien et inscrivez-vous : **www.hmwpublishing.com/gift**

Chapitre 1 - Qu'est-ce que la callisthénie?

Même si le nom semble bizarre, vous avez probablement déjà essayé la callisthénie sans le savoir! Si jamais vous effectué des pompes, des craquements et autres choses connexes comme ça, alors vous avez probablement fait de la callisthénie. La callisthénie est faite d'exercices, y compris une variété de mouvements corporels en général, sans utiliser l'équipement ou d'appareil, en utilisant peu ou pas de poids supplémentaire, et il est communément connu comme un entraînement pour le poids corporel. L'entrainement de callisthénie peut se faire en tant que routine d'entrainement quotidienne, ou en suivant des programmes et plans entraînement. Il est pratique et présente de nombreux avantages, et il peut être adapté pour convenir aux pratiquants débutants, intermédiaires ou avancés.

La callisthénie est pour tout le monde, l'un de ses meilleurs avantages est qu'il offre beaucoup d'exercices de formation pour tous les niveaux. La callisthénie est une question de progression, et ce n'est pas parce que vous éprouvez des difficultés et que vous commencez à partir d'un faible niveau, que cela signifie que vous ne pourrez pas avoir de bons résultats. Donc, commencez à votre niveau -le niveau que vous vous sentez confortable- Assurez-vous de continuer. Plus vous vous entraînez, plus vite vous verrez que vous progressez à travers les étapes. La callisthénie est la solution pour toutes les personnes qui travaillent, menant des vies occupées, forcées de se déplacer loin de chez elles. L'espace de bureau, une chambre d'hôtel, les parcs publics; juste partout où il y a un espace ouvert pour déplacer en toute sécurité on peut pratiquer la callisthénie.

Vous êtes blessé ?

La callisthénie est également excellente pour la récupération d'une blessure. Si vous avez été blessé en raison de l'activité physique ou dans votre vie quotidienne, commencer à pratiquer la callisthénie vous permettra de prendre un peu de recul et de réévaluer ce domaine spécifique. Certaines blessures sportives sont causées par des tendons et des muscles affaiblis; un recouvrement rapide et durable viendra renforcer ce domaine. La callisthénie vous permettra de reprendre votre entraînement en force et de revigorer cette zone.

Les avantages de la callisthénie vous seront bénéfiques non seulement maintenant, mais ils vous soutiendront à l'avenir. Elle vous permet d'être ou de rester flexible, d'avoir une haute endurance de base pour les muscles abdominaux et le bas du dos, de soutenir activement les articulations et de vous assurer de maintenir une bonne posture. Vous garder maintenant en forme et en bonne santé vous permettra également d'être libre de douleurs dans vos vieux jours; c'est le secret de bien-être.

Chapitre 2 - Évitez ces erreurs sur la callisthénie

De toute évidence, devenir plus fort grâce à la callisthénie n'est pas une chose simple. Par conséquent, beaucoup d'entre nous, surtout les débutants, font des erreurs pendant l'entraînement.

Voici une liste des erreurs les plus courantes que les débutants font:

Manque de concentration:

Les débutants font souvent cette erreur lorsqu'ils ne ressentent pas de progrès ou qu'ils progressent plus lentement que prévu. Donc, ils sont en train de changer les programmes et les objectifs de formation trop vite.

L'entrainement avec beaucoup de répétitions seulement:

Certes, ce n'est pas mauvais ! Les nombreuses répétitions sont essentielles pour l'endurance. Mais cela ne va pas vous rendre plus fort. En fait, vous ne ressentirez pas beaucoup de changement à votre corps. Beaucoup de gens vont faire une séance d'entraînement et ne pas compter les répétitions mais aller aussi loin que possible. Ce n'est pas grand-chose, mais vous ne verrez pas de changement rapide. Vous devez limiter vos séries entre 8 à 12 répétitions. Mes progrès dans l'entraînement pour la force ont été bloqués, quand j'étais jeune, quand j'avais l'habitude de faire l'erreur de faire autant de répétitions que possible alors que je voyais mon ami faire 8 répétitions avec un mouvement plus lent et plus contrôlé.

Pas de cohérence :

Le manque de discipline et la motivation implique un manque de cohérence. La seule façon d'obtenir une forte est d'être cohérent et faire de votre entraînement une habitude.

L'absence d'objectifs :

L'absence d'objectifs conduit au manque de concentration, diminue la motivation et provoque l'ennui. Ainsi, la définition d'objectifs est un élément essentiel du succès de l'entrainement.

Progresser trop vite :

C'est une erreur que j'ai faite ; je n'ai pas passé le temps nécessaire pour préparer et former la base appropriée. C'est dangereux et peut conduire à une blessure et arrêter vos progrès et je pense que vous ne voulez pas rencontrer une telle situation. Vous devez éviter cela en suivant strictement les progressions et en utilisant un certain bon sens.

Chapitre 3 - Quels sont les avantages que je retire de la callisthénie par rapport à d'autres programmes ?

Exercice libre à la maison sans équipement

L'avantage le plus notable est que de callisthénie vous n'avez presque pas besoin d'équipement ni de beaucoup d'espace pour travailler. En d'autres termes, vous n'avez pas besoin de quitter la maison ! Cela apporte des avantages supplémentaires : en ce qui concerne l'efficacité du temps. Cela signifie que vous ne devez pas perdre de temps pour aller à la salle de gym, puis retourner à la maison. La callisthénie n'a pas besoin de matériel de gymnastique ni de machines et peut être effectuée chez vous ; ainsi, la callisthénie est l'un des exercices d'entraînement les plus pratiques. Et puisque vous n'avez pas à quitter la maison, vous n'avez pas à se soucier de frais de déplacement. La callisthénie est 100% gratuite, alors ne gaspillez pas votre argent pour payer des adhésions à des gym coûteux alors que vous pourriez faire un meilleur usage de cet argent. Dans l'ensemble, vous pouvez effectuer des exercices de callisthénie partout, en tout temps.

Entraînement complet du corps

La callisthénie cible une variété de groupes musculaires dans un seul exercice. La plupart des exercices de callisthénie engagent plus d'un groupe musculaire. Plus encore, ces muscles doivent travailler ensemble et s'harmoniser au bon moment. L'exemple ci-dessous montre que chaque exercice implique plusieurs groupes musculaires en même temps et lorsque vous ajoutez plus de séances d'entraînement avec peu ou pas de repos entre elles cela s'appelle « superensemble. »

Perdre de la graisse efficacement

Si vous êtes voulez perdre de la graisse, la callisthénie est l'un des moyens les plus efficaces pour y parvenir. Votre entrainement devrait impliquer quelques exercices de musculation et inclure un peu de cardio. Il suffit de faire votre séance d'entraînement avec peu ou pas de repos pour que ce soit considéré comme une forme de cardio puisque vous élevez votre fréquence cardiaque dans la « zone de combustion des graisses. » Il est nécessaire de perdre du poids plus efficacement et construire des muscles ainsi que le renforcement des tissus mous. La callisthénie peut être facilement réalisée avec une forte intensité, et c'est la raison pour laquelle elle est efficace pour combattre la graisse.

Développer l'endurance

Des exercices de callisthénie effectués correctement au nombre ajusté de répétitions et de séries peuvent sans aucun doute augmenter l'endurance de votre corps. En particulier pour les exercices d'endurance musculaire et du poids corporel, qui exigent que vous teniez une position pour une période prolongée. L'exemple visuel ci-dessous s'appelle « La Planche, » c'est l'un des nombreux exercices que vous pouvez faire en gardant une position pendant longtemps. Cela peut également être considéré comme une forme d'étirement d'endurance. Il est incroyable pour la douleur au bas du dos et de garder votre ventre serré.

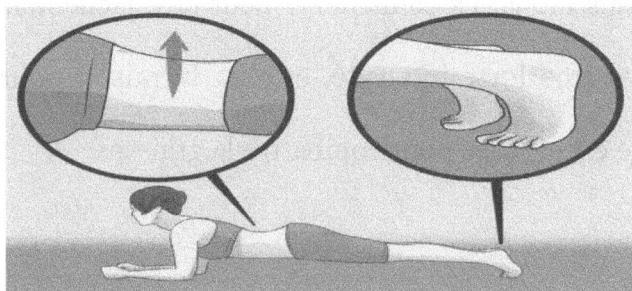

Beaucoup plus sûr que les techniques d'entraînement modernes

Les mouvements de callisthénie sont naturels et doux. Notre poids corporel est le poids maximum que nous déplaçons, et c'est quelque chose que nos muscles ont l'habitude de faire.

Chapitre 4 - Meilleurs exercices de callisthénie pour débutant

Pour tous les débutants, la chose la plus importante est sans aucun doute la construction de votre force de base. Et pour développer une base solide, il est nécessaire de se concentrer sur des exercices essentiels tels que tractions, pompes, levés et flexions de jambe. Ce sont les bases et les principes de base sont ce qui fonctionne et vous aide à progresser le plus. Ceux qui recherchent des résultats rapides vont probablement essayer de progresser plus rapidement, mais à mesure qu'ils s'améliorent et essayent d'apprendre une nouvelle compétence, ils peuvent rencontrer des problèmes parce qu'ils sont peu performants dans ces exercices de base.

La callisthénie, comme les exercices de poids corporel, sont des exercices qui ne nécessitent pas l'utilisation d'équipement pour travailler vos muscles et augmenter votre fréquence cardiaque. Les exercices communs de callisthénie comprennent pompes, tractions à prise de dos, tractions à prise de face, chutes, sauts de grenouille, des redressements assis, des jumping jacks, des craquements, des courses sur place et l'escalade. Pour rendre l'exercice plus facile ou plus difficile, vous pouvez, par exemple, changer la position de vos mains tout en faisant des tractions ou d'autres exercices. Les exercices qui vous obligent à utiliser vos jambes ne seront pas faciles si vous avez des problèmes avec le genou ou le bas du dos. Les exercices qui mettent plus de pression sur les petits muscles, tels que les triceps, seront également plus difficiles que ceux qui impliquent principalement les muscles plus grands, tels que les biceps.

Tractions à prise de face ou de dos

Les mouvements de callisthénie standard pour la construction de la force du haut du corps sont les tractions à prise de dos (pull-up) et les tractions à prise de face (chin-up). Les pull-ups, parce qu'ils comptent davantage sur les triceps et le Latissimus Dorsi, soit le « Dorsi lats », que sur les biceps et les pectoraux, sont plus difficiles que chin-ups. Exécutez les lentement en prenant une pause après chaque répétition et en utilisant l'effort musculaire pour redescendre au lieu de vous laisser retomber vers le bas avec la gravité pour rendre l'exercice plus difficile.

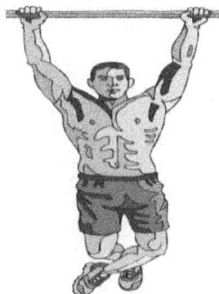

• PULLUP (OVERHAND GRIP)
Compared against the chinup, the pullup better activates your lower traps—key players in the quest for a V-shaped torso. It also works your lats and infraspinatus muscles, which help rotate your shoulder joints.

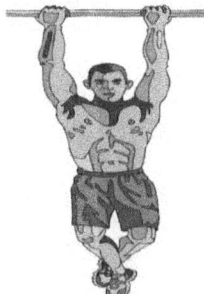

• CHINUP (UNDERHAND GRIP)
Although technically a back exercise, the chinup also activates your biceps and pectoral muscles. If you find pullups too hard, give chinups a try.

Pompes

Avant d'avoir assez de force dans le haut du corps, les débutants peuvent faire des tractions fait à partir d'une position agenouillée. En position de planche, les pompes sont plus difficiles si vous écartez plus les mains et faites les répétitions avec force. Une forme plus avancée de pompes de callisthénie est appelée pompes de Superman et pompes inclinées, et sont encore plus exigeantes.

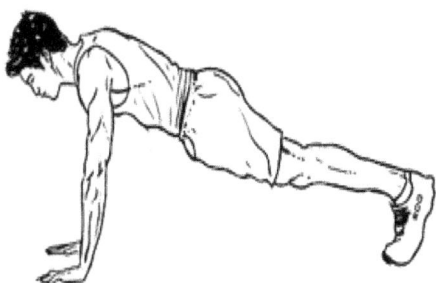

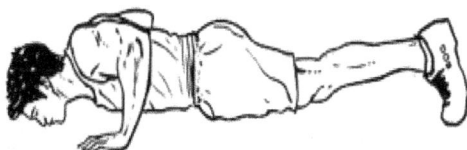

Pompes de Superman

Les pompes de Superman sont effectuées avec les bras tendus et non pliés, vous faisant utiliser moins de biceps et plus de triceps. Les pompes inclinées sont effectuées à un angle de 45 degrés, avec la tête en bas et vos pieds sur un banc, ou vos mains sur un banc et vos pieds au sol. L'exemple ci-dessous vous montre la position finale de la pompe de Superman.

Vous commencez en faisant une pompe standard et en remontant, au lieu de remonter lentement, faites un mouvement brusque et essayez de vous pousser en l'air. Cela demande beaucoup de pratique, et la partie la plus difficile est d'apprendre à décoller les pieds du sol en utilisant l'énergie de votre poitrine de vos bras et vos abdominaux, car ce sont vos abdominaux qui contrôlent vos jambes pour maintenir la position de planche en l'air comme un Superman volant. C »est aussi un excellent moyen d'impressionner les gens i!

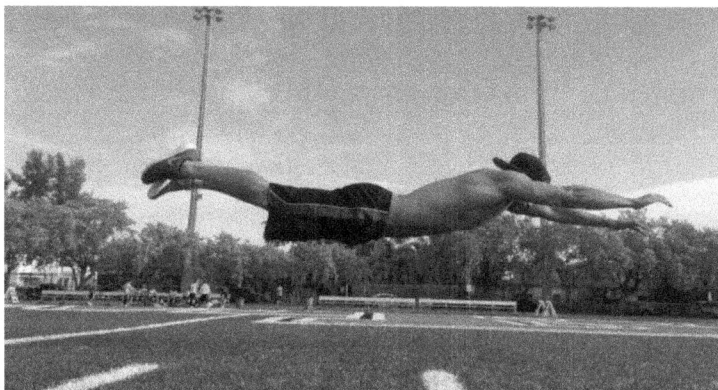

Flexions de jambes

Les flexions de jambe sont l'un des exercices que vous devriez inclure dans votre séance d'entraînement callisthénie pour construire la force du bas du corps. Restez debout avec vos orteils pointés vers l'avant et vos pieds écartés de la largeur des épaules. Démarrez le mouvement en abaissant les hanches et pliez les genoux dans une position accroupie en gardant votre torse entre vos jambes. Terminez l'action en poussant les hanches vers l'avant et redressez les genoux pour revenir à la position debout. Les variations de techniques de flexion de jambe comprennent les squats de mur et les squats de sumo pour les débutants et unijambiste ou des squats supérieurs pour ceux qui sont à un haut niveau de formation.

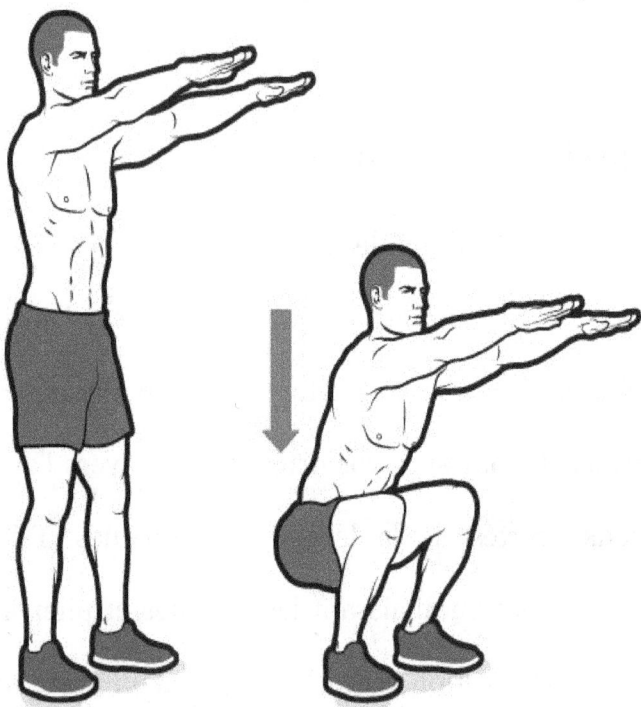

Ou avec des poids (vous pouvez aussi utiliser des haltères en les tenant de chaque côté pendant que vous descendez au lieu de les mettre sur vos épaules, comme sur cette image en utilisant ici une barre d'haltérophilie).

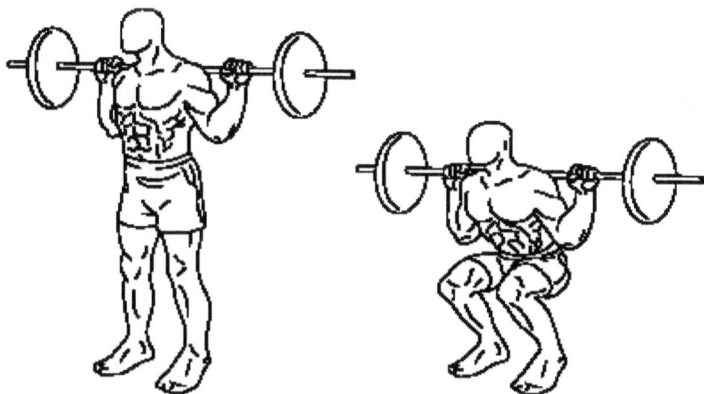

Sauts de grenouille et escalade

En raison de la quantité d'efforts nécessaires, les sauts de grenouille et l'escalade sont difficiles à effectuer pendant de longues périodes, mais ils sont faciles à apprendre. Au cours d'un saut de grenouille, vous devez passer rapidement d'une position debout à une position accroupie, puis détendez vos jambes pour obtenir une position de planche. Avant de revenir à la position accroupie, vous pouvez effectuer une pompe avec ou sans frappe des mains ; ensuite vous vous redressez. Pour l'escalade, partir d'une position accroupie de coureur avec vos mains devant vos épaules et les fesses pointées vers le haut, puis donnez un coup de pied en arrière comme si vous courriez sur une colline à quatre pattes, une à la fois pendant que l'autre vient en avant.

Exercice de saut de grenouille: Si vous ne pouvez pas faire l'étape 7 (le saut, à cause d'une blessure au genou ou à la jambe) faites juste un petit saut, mais gardez votre ventre rentré avec vos bras au-dessus de votre tête.

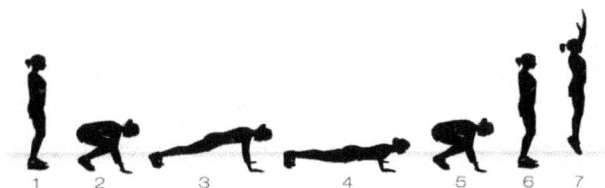

Escalade

Comme si vous montez une montagne verticale en pliant les genoux et serrant simultanément.

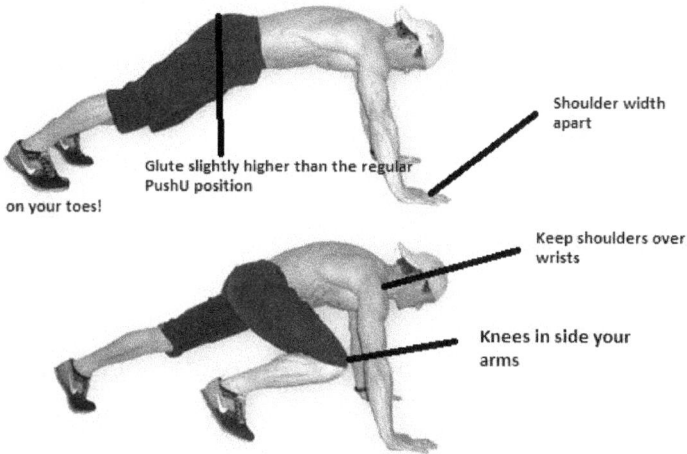

Shoulder width apart

Glute slightly higher than the regular PushU position

on your toes!

Keep shoulders over wrists

Knees in side your arms

Flexion de jambes du prisonnier

Tout en étirant votre poitrine et vos épaules la flexion de jambe du prisonnier cibles tous les muscles du bas du corps. Debout avec vos doigts à l'arrière de votre tête et vos pieds écartés de la largeur des épaules. Soulevez votre poitrine et poussez vos coudes vers l'arrière et pliez vos genoux, poussez vos hanches, et fléchissez jusqu'à ce que vos cuisses soient parallèles au sol. Reculez et puis recommencer. Ne vous penchez pas trop loin ne avant, juste pour garder votre poids sur vos talons. Essayez de garder vos épaules sur vos pieds en tout temps.

Tout comme une personne prise en flagrant délit, mettez vos mains derrière votre tête et laissez vous tomber. Quand vous regardez des films ou séries sur les prisons et que vous avez toujours souhaité avoir un corps de grand prisonnier, eh bien c'est votre chance ! :)

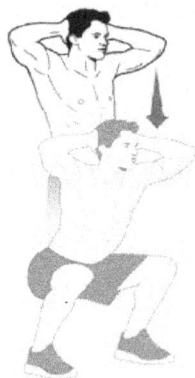

Fentes

Les fentes ciblent la flexibilité des jambes, la force et l'endurance. Comme la position de départ de la flexion, commencer le mouvement de fente en position debout avec les pieds écartés de la largeur des épaules, et les orteils pointés vers l'avant. Avancez une jambe en flexion au niveau des hanches et des genoux jusqu'à ce que vous atteigniez une position plus basse avec les deux genoux pliés à un angle maximum de 90 degrés. Avec la même jambe utilisée pour avancer, pousser vers le haut et revenir à la position de départ. Les gammes de techniques de fentes vont de la base, fentes faciles pour débutants aux fentes dorsales et latérales pour les plus avancés.

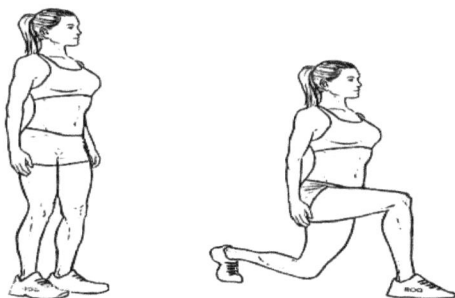

Trempettes (dips)

Les trempettes sont des exercices à pratiquer sur un banc, en utilisant deux chaises ou des barres. Vous vous soulevez et vous rabaissez avec les jambes droites ou à un angle devant ou derrière vous. Vous pouvez effectuer des trempettes à la maison en appuyant avec vos mains sur le dos de deux chaises, pliant vos genoux vers l'arrière, en croisant vos chevilles derrière vous, et en terminant en vous soulevant et en vous baissant. Si vous cherchez à le rendre plus difficile, déplacez vos mains, au niveau ou légèrement derrière vos hanches pour utiliser plus vos triceps et lats. Une autre variante exige d'effectuer des trempettes contre votre canapé, avec vos jambes droites et sur vos mains derrière vous. Posez vos pieds au sol, puis montez et descendez.

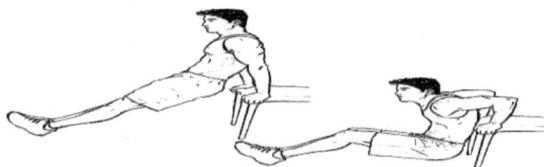

Redressements assis

Les vieux redressements assis sont un moyen idéal pour renforcer les fléchisseurs des abdominaux et de la hanche. Il y a une insuffisance de la fonctionnalité dans ce mouvement sur terrain plat, parce qu'une surface plane ne permet pas aux abdos de s'engager quand on commence le mouvement correctement. Les redressements assis peuvent être faits avec les pieds fixés ou non. Avoir les pieds fixés augmente la vitesse à laquelle des redressements assis peuvent être affectés, ce qui intensifie l'exigence métabolique, mais déplace aussi le recrutement plus vers les fléchisseurs de la hanche.

Posez la plante de vos pieds ensemble, avec les genoux écartés sur les côtés, un AbMat ou un autre support sous le bas du dos et roulez lentement vers une position assise bien droite, sans brusquerie dans le mouvement pour ne pas utiliser les fléchisseurs de la hanche dans le mouvement et avoir besoin des abdos pour faire le travail. Pour varier la charge des redressements assis, vous pouvez les faire sur une pente vers le haut ou vers le bas, comme les pompes. Vous pouvez également modifier votre position de bras pour ajuster la difficulté du mouvement. Garder les deux bras tendus sur la tête, par les oreilles, est plus difficile que de maintenir les bras par les côtés. Tenir des poids à la poitrine ou sur la tête augmente encore les exigences.

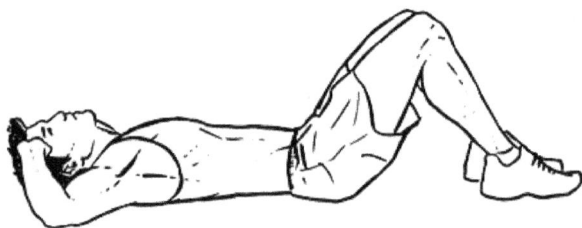

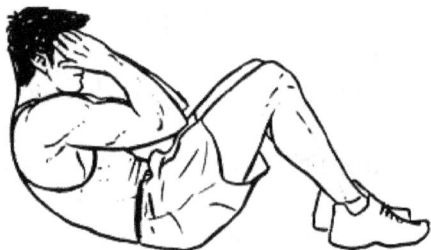

Craquements (crunches)

Les craquements sont plus durs que les redressements assis parce que vos épaules ne touchent jamais le sol, en gardant vos muscles utilisés tout le temps. Des modifications comme les mouvements de pédale qui déplacent votre corps d'un côté à l'autre pendant que vous poussez vos jambes dans un mouvement en avant et en arrière, et les craquements latéraux obliques, améliorent la difficulté parce que vous déplacez votre corps sans utiliser les bras et les jambes.

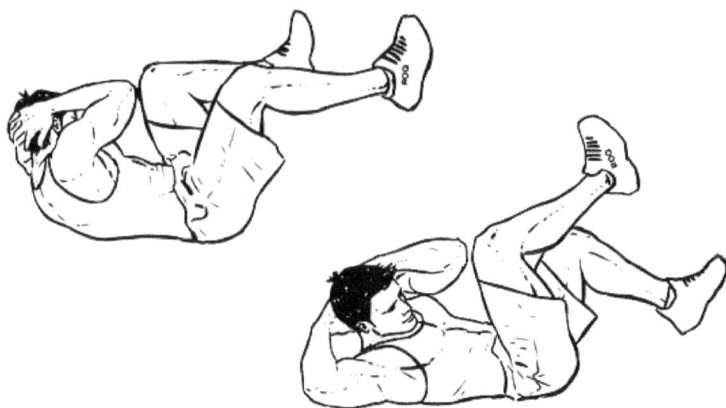

Redressements dorsaux

Tout au long de cet exercice, gardez vos pieds sur le sol et vos jambes droites. Votre front reposant sur le sol, vos mains placées derrière le bas du dos et vous reposez sur le front. Soulevez la tête et la poitrine d'environ 6 pouces (15 cm) du sol, puis revenir en douceur à la position de départ. Ne poussez que jusqu'au maximum où vous vous sentez à l'aise. Rendez cet exercice plus difficile en plaçant vos mains sur vos tempes.

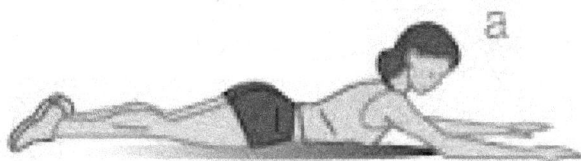

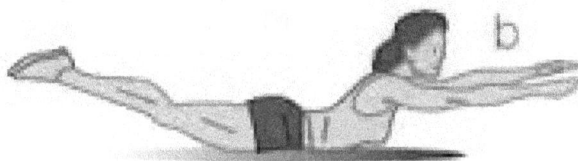

Redressements (V-Ups) obliques

Une routine d'entraînement de callisthénie ne serait pas complète sans un exercice pour abdominaux comme les redressements obliques. Commencez le mouvement allongé sur le côté droit en gardant les jambes tendues à un angle de 30 degrés des hanches. Gardez votre bras droit sur le sol et placez votre main gauche derrière la tête. En les gardant droites, soulevez vos jambes du sol, dirigez le torse vers la jambe, puis revenez doucement à la position de départ. Répétez autant que vous voulez de chaque côté.

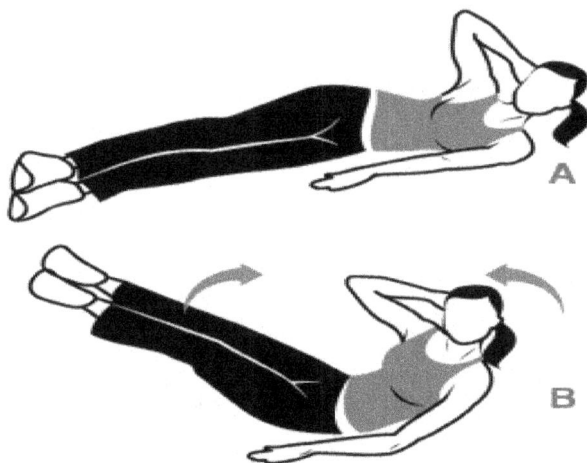

Ce sont quelques-unes des séances d'entraînement de base de callisthénie. La plupart d'entre eux sont utilisés pour renforcer la force de votre main et la saisie de votre cœur, omoplate, force des avant-bras ainsi que l'entrainement de votre système nerveux.

Les points critiques pour ces séances d'entraînement sont

• Concentrez-vous sur la qualité plutôt que sur la quantité.

• N'hésitez pas à prendre plus de temps de repos entre les positions, les exercices et les tours.

• Si un exercice particulier semble difficile, trouvez une variante plus confortable et construisez à partir de là.

• Rappelez-vous de pousser en permanence.

• N'hésitez pas à prendre plus de temps de repos entre les positions, les exercices et les tours.

Les séances d'entraînement de callisthénie sont fantastiques pour des résultats rapides puisque vous utilisez beaucoup de muscles en même temps. C'est un peu comme vous faisiez un « superensemble » des mouvements. Après quelques semaines à faire ces exercices de base, vous pouvez passer à une des séances d'entraînement de callisthénie plus avancées comme des séances d'entraînement à la mobilité du haut du corps, la mobilité de base, la mobilité du bas du corps, ainsi que la flexibilité.

Conseils pour débutants

Il est important de commencer par les bases comme avec tout dans la vie ! Avant de chercher à exécuter le drapeau humain, la musculation et le levier avant, vous devez construire une base solide. Toujours faire des exercices d'étirement avant et après vos exercices de callisthénie pour éviter les blessures et les tensions. Les étirements aident certainement à obtenir une plus grande flexibilité et c'est bénéfique pour la récupération musculaire.

Une erreur commune des débutants est qu'ils ne font pas les exercices correctement. J'ai vu beaucoup de gens qui abandonnent la séance d'entraînement de la rue après une courte période, parce qu'ils n'ont pas vu de résultats. Cela est principalement dû à ce qu'ils n'ont pas effectué correctement les exercices. Il vaut mieux faire 5 tractions avec précision que d'en faire 10 mauvaises. Vous ne pouvez pas construire des muscles forts si vous ne contrôlez pas la motion.

Si vous sentez qu'une partie de votre corps est faible, ajoutez des exercices pour la stimuler. Vous devez découvrir vous-même la callisthénie pour atteindre vos objectifs.

S'il vous plaît gardez à l'esprit que tout exercice de callisthénie doit se faire avec une bonne technique, forme et respiration. Effectuer une séance d'entraînement de callisthénie de manière incorrecte peut causer une fatigue inutile à vos articulations. Lorsqu'il est exécuté correctement, tout exercice de callisthénie est amusant et très efficace.

Chapitre 5- Méthodes de callisthénie pour construire de vrais muscles

Quand on pense à ce sujet, il n'y a pas si longtemps que les hommes les plus musclés du monde ne disposaient pas du matériel de gymnastique ou d'accès à des poids pour obtenir la taille et la force musculaire. Au lieu de cela, ils se sont appuyés sur la callisthénie et la formation de poids corporel pour obtenir plus, plus vite et plus fort. Ainsi, vous êtes sur la bonne voie pour commencer une séance d'entraînement, qui peut vous aider à obtenir plus de muscles toniques sans aller à une salle de gym.

Abdominaux de callisthénie

Le corps de la callisthénie commence au milieu parce que vous utilisez vos abdos pour chaque exercice quand vous vous entraînez pour le poids du corps. Alors que la forme standard de travail des abdos est d'utiliser la machine à la salle de gym; les abdos de callisthénie sont construits à l'aide de mouvements comme l'élévation la jambe, la suspension ROM complète et les essuie-glaces. Comme ils comptent sur le muscle grand dentelé en plus des muscles auxquels vous pensez toujours quand on parle d'abdominaux, ces mouvements ont un impact direct sur l'apparence générale du tronc. Cela a un effet important dans la formation et l'encadrement de toute la région abdominale. La marque du corps de callisthénie est un grand dentelé avec le bord comme un couteau de steak, et les abdos six-pack bombés. Voilà pourquoi lorsque vous recherchez dans Google l'image : callisthénie , vous voyez des gens avec de beaux abdos ou 6-packs.

Dos, épaules et poitrine de callisthénie

De larges dorsaux sont particulièrement une marque du corps de callisthénie. Parce que nous ne cherchons pas à isoler les bras, nous avons une grande chance de libérer le potentiel génétique de nos dorsaux en effectuant des tractions, la musculation, les levers de barre, et le drapeau humain. Les dorsaux jouent un rôle flagrant dans ce genre d'exercice et bien d'autres. Comme vous l'avez lu sur « le drapeau humain », il implique une partie substantielle d'abdos, de dorsaux et de force du bras, ainsi que beaucoup d'autres muscles.

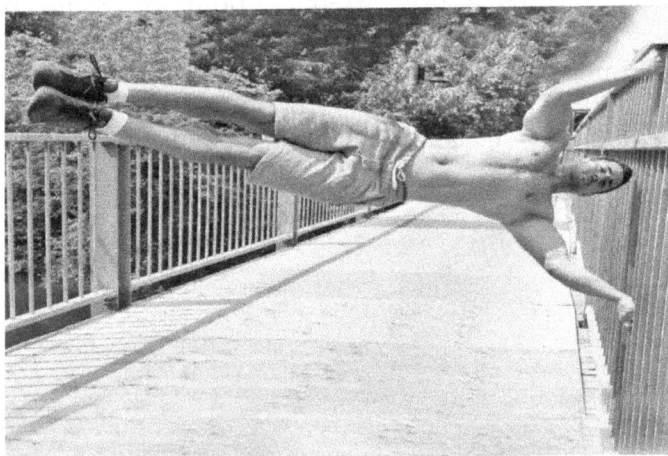

Leur développement est clairement un résultat d'un programme complet de traction pour la masse corporelle. Les épaules sont utilisées dans tous les exercices de musculation de callisthénie du haut du corps et obtiennent un résultat spécifique de chaque exercice cité jusqu'ici. Lorsque nous nous entraînons au poirier, le « V » formé par les dorsaux devient plus grand. Même ceux qui pensent qu'ils peuvent réduire le poids à la militaire sont le plus souvent humiliés quand ils essaient cet exercice, mais s'ils continuent à le faire, ils finiront par découvrir que les poiriers mènent à des gains astronomiques dans les épaules.

Sans aucun doute, la pompe est le plus grand de tous les exercices pour la poitrine. On peut y progresser pour nous donner un punch beaucoup plus important que la version classique et c'est un excellent exercice en soi. De plus, nous pouvons effectuer des activités comme elles tout en étant incliné, tout en limitant les points de contact ou en augmentant l'amplitude du mouvement. Toutes ces méthodes utilisent une stratégie progressive pour construire un torse musclé, dur, puissant. Votre poitrine sera le levier quand vous effectuez la pompe d'un bras, qui mélange l'équilibre, la stabilité, l'augmentation de l'amplitude du mouvement, et la surcharge musculaire en un seul exercice.

Bras de callisthénie

Tout comme avec les abdos, quand on en vient aux bras votre meilleur ami est un travail de barres, en particulier les biceps, qui reçoivent un meilleur entrainement des tractions que de toutes les boucles au monde. Les gains sont astronomiques, et les choix sont infinis quand vous tirez beaucoup plus de poids que vous le feriez habituellement. Faire toutes les tractions en pronation et mentons sous la main, barre épaisse, poignée large et étroite, changer l'adhérence et se suspendre à des objets de forme irrégulière, et vous allez créer incroyable force souple et solide tissu conjonctif. Pour obtenir les avant-bras qui rendraient Popeye jaloux, mélanger différents changements avancés de pompes avec l'entrainement de prise en main que vous obtenez de travail sur barre. Cela peut exiger de nombreux exercices de style d'isolation à base de machine pour frapper les bras, la poitrine et les épaules sous autant d'angles que les grandes machines démodées. Pour une immersion bien faite (allant à un angle légèrement inférieur à 90 degrés), avec tous le style de variations, les résultats sont incontestables. Essayez autant de différents écarts de mains que possible pour obtenir les meilleurs résultats.

Elles peuvent également être effectuées sur un banc ou une barre droite.

Jambes de callisthénie

Si vous vous contentez du poids corporel pour entrainer vos jambes, elles deviennent certainement fortes. Et ce n'est pas à cause de la résistance extérieure, mais plutôt grâce à la manipulation de la gravité et au fait d'effectuer tous les types de mouvement. Les flexions pour le poids du corps vont complètement vers le sol, je veux dire des fesses aux chevilles. Je suis intéressé par la construction de la force grâce à de la pleine expression d'un mouvement. Essayez de faire 50 flexions complètes avec le poids du corps. Si vous sentez que c'est facile, faites le de toute façon juste pour être sûr. Et si c'est facile, alors ajoutez en cinq autres sur une seule jambe ! Les séries comme les flexions pistolet utilisent notre sens inné de l'équilibre, ce dont, malheureusement, beaucoup d'entre nous ont perdu la trace au fil des ans. Pour faire ce mouvement parfaitement, vous devez pousser, tirer, et vous stabiliser en utilisant tous les muscles de vos jambes, dans un mélange de force et de mobilité. Une autre base de callisthénie, le pont arrière. Il exige de faire plus appel aux ischio-jambiers, fessiers et érecteurs du rachis. La combinaison d'une vraie force et d'une excellente flexibilité façonnera le dos d'un guerrier de callisthénie.

Les dix directives de la masse musculaire en callisthénie

DIRECTIVE 1 : acceptez les répétitions !

DIRECTIVE 2 : travaillez dur !

DIRECTIVE 3 : utilisez des exercices simples, et composés !

DIRECTIVE 4 : réduire les séries !

DIRECTIVE 5 : concentrez vous sur les progrès et tenez un journal d'entrainement !

DIRECTIVE 6 : vous vous élevez si vous vous reposez. Alors, n'hésitez pas à prendre du repos !

DIRECTIVE 7 : prenez l'habitude de manger sainement tout le temps !

DIRECTIVE 8 : dormez bien !

DIRECTIVE 9 : entraînez votre esprit pendant que vous entrainez votre corps !

DIRECTIVE 10 : soyez fort !

En fin de compte, vous conviendrez que les exercices de callisthénie sont géniaux pour construire la force naturelle - faciles ou difficiles. Les résultats d'exercices de callisthénie intenses, exigeants et robustes produiront des résultats incroyables.

Comment pouvez-vous faire ces exercices à la maison ou dans la rue ?

Pas besoin d'utiliser d'équipement. Ce n'est pas tout à fait vrai, mais la plupart des exercices de callisthénie ne demande pas d'équipement. S'il y a quelque chose pour faire quelques tractions dessus, alors, vous êtes prêt à commencer. D'autre part, vous pouvez prendre une barre de traction, une barre pour cadre de porte pour très peu d'argent. Vous pouvez créer votre station comme je l'ai fait avec une barre de traction et la station d'immersion si vous êtes créatif. À long terme, la pratique de la callisthénie vous coûtera beaucoup moins cher que d'aller à la salle de gym, et vous pouvez le faire quand vous le voulez dans le confort de votre maison. Il n'y a pas besoin d'attendre les machines, de se déplacer et ainsi de suite. De plus, il ne faut pas oublier qu'il y a des terrains gratuits pour l'exercice dans de nombreuses villes. Je les ai trouvés en faisant simplement une promenade et en étant créatif.

Le régime simple et léger de callisthénie

De plus, pour que les techniques des séances régulières d'entraînement continuent de stimuler vos muscles à croître, vous pouvez également obtenir plus de taille et la force musculaire en suivant un régime. Développer un physique bien sculpté exige plus qu'un simple entrainement. Pour vraiment construire le corps désiré, qui montre vos muscles et votre travail acharné, vous devez manger correctement. Le régime de callisthénie n'est pas difficile ni compliqué, mais il faut encore le même genre de travail acharné et de ténacité mentale que pour faire des exercices de poids corporel.

Suivez le régime d'entraînement de callisthénie pour obtenir le corps de callisthénie que vous voulez. Si vous êtes prêt à vous engager à la diète et que vous voulez augmenter vos efforts d'entraînement en callisthénie, obligez vous à manger correctement et mettre un terme à la malbouffe. C'est un bon endroit pour commencer. Et une fois que vous avez l'habitude de manger sainement, le reste n'est pas difficile. Le régime de callisthénie n'est rien de dur. Il n'y a aucun système compliqué à suivre, pas besoin de prendre des pilules ou des suppléments ou d'acheter des aliments préemballés coûteux.

Voici la stratégie pour le succès avec ce régime :

Mangez aussi naturel que possible

Être simple et léger en roulant à travers le volant et commander un hamburger, boisson non alcoolisée, et un seau de frites. Et cet aspect déchiré, sculpté n'est pas le résultat des barres de chocolat, des boissons énergisantes et des pâtisseries. Si vous voulez suivre sérieusement le régime de callisthénie, vous avez à dire au revoir à la malbouffe.

Manger des produits, bio lorsque possible

Nous savons tous que les fruits et légumes sont bons, mais obtenons plus d'informations. Chaque fois que vous pouvez, essayez de manger des produits biologiques. Plus clairement, ce sont des aliments qui ont été cultivés sur les terres agricoles et les pâturages sans pesticides chimiques synthétiques, ni additifs alimentaires, ni des antibiotiques pendant plus de trois ans. Donc manger des produits bio si possible, en particulier lorsque vous devez manger la peau / pelure de l'élément. Si vous n'avez pas assez d'argent pour acheter des produits biologiques, manger classique, mais assurez-vous de laver et frotter à fond.

Prenez vos protéines

Vous avez besoin de protéines pour réparer vos muscles endommagés après une séance d'entraînement de masse corporelle difficile, et c'est exactement ce que vous voulez d'une séance d'entraînement. Vos muscles ont besoin des acides aminés essentiels trouvés dans les protéines après la séance d'entraînement pour grandir et devenir plus forts. Pour réduire les coûts, manger plus de protéines à base de plantes et acheter de la viande des animaux de haute qualité en vrac. Viser environ 1 gramme de protéines pour chaque livre de poids corporel par jour est un excellent objectif à atteindre si vous êtes en entrainement et essayez de bâtir des muscles forts. Vous pouvez le faire en mangeant des aliments comme les blancs d'œufs, les produits laitiers à faible teneur en matières grasses comme le lait et le yogourt, les noix et les graines, les viandes maigres et la volaille sans peau.

Si vous êtes végétarien ; lacto-ovo-végétariens (consommation de produits laitiers et d'œufs) ; c'est le type le plus commun de régime végétarien. Les lacto-végétariens mangent des produits laitiers, mais évitent les œufs. Végétaliens : (ne mangent pas de produits laitiers, les œufs, ou tout autre produit d'origine animale). Il est tout à fait correct de remplacer votre « consommation de viande » par de nombreux types de haricots et les noix, mais vous aurez toujours besoin de prendre de l'huile de poisson, oméga 3 et acides aminés suppléments pour vous assurer d'obtenir tout ce dont votre corps a besoin et même plus de croître.

Grains et produits laitiers

Est-ce que le gluten et les produits laitiers sont des amis ou ennemis ? Je ne peux pas vous donner de réponse définitive. Je mange du pain et du lait d'amande régulièrement et n'ai aucun problème avec eux, mais j'en connais que beaucoup d'autres qui doivent se tenir à l'écart de ces aliments ou d'autres qui souffrent ballonnements, douleurs et manque d'énergie. Ma suggestion : essayer de réduire les grains riches en gluten (aliments comprenant le seigle, le blé et l'orge,) et les produits laitiers de votre alimentation pendant 30 jours, vérifiez alors si vous vous sentez mieux ou non.

L'essentiel est que vous puissiez toujours obtenir toutes vos protéines, glucides, lipides et vitamines de sources sans gluten, ni produits laitiers, tels que la viande, les pommes de terre et légumes, ainsi enlever les céréales et les produits laitiers de votre alimentation ne blessera pas votre séance d'entraînement ou votre santé.

Les légumes, les légumineuses, les noix, les fruits et les grains entiers sont bons pour la santé. Ils fournissent à votre corps les vitamines essentielles, les nutriments et les antioxydants nécessaires pour réparer les dommages cellulaires et bâtir des muscles forts après une longue séance d'entraînement intensif. Par rapport au genre de nourriture que vous trouverez à un établissement de restauration rapide typique, ces aliments sont également faibles en calories, cholestérol et graisse. S'engager dans un régime à base d'aliments entiers vous aidera à perdre la graisse du corps, et c'est ce dont vous avez besoin pour montrer vos muscles et votre travail acharné.

Tenir un journal alimentaire :

Avoir un journal alimentaire peut vous aider à atteindre ces objectifs. Prenez un bloc-notes et enregistrez tout ce que vous mangez. Vous pouvez le faire même avant de vous décider à suivre le régime de callisthénie. C'est un excellent moyen de voir ce que vous mangez, compter vos calories, et voir ce que vous faites correctement et ce que vous devez changer.

Chapitre 6 - Erreurs à éviter dans votre alimentation

Le régime alimentaire est généralement un élément de bonne santé négligé. Si vous mettez des déchets dans votre corps, comme les aliments transformés et des tonnes de sucre, cela aura une incidence sévère sur votre santé. Vous gagnerez du poids, et il y aura des possibilités de développer une multitude de problèmes de santé comme le diabète et les maladies cardiaques. Pendant ce temps, si vous fournissez de bonnes choses à votre corps, vous obtiendrez d'excellents résultats extérieurs. Vous ne pouvez pas continuer à manger des aliments malsains juste parce que vous travaillez. Bien sûr, vous êtes mieux que si vous venez de manger ce même régime et ne faisiez pas d'exercice. Mais vous devez aussi bien créer et maintenir une alimentation saine si vous voulez voir un réel changement dans votre santé et votre corps. La plupart des praticiens de conditionnement physique conviennent que le travail est seulement 50% de la bataille et que les 50% restants sont votre régime alimentaire ; c'est pour ça que c'est important.

Il y a deux erreurs principales que les gens font au niveau de leur régime alimentaire lors de l'exercice :

Erreur 1 : mauvaise alimentation, les aliments transformés.

Cela inclut la restauration rapide, la crème glacée, des bonbons et des repas congelés. Vous pouvez savoir rapidement si elle est un aliment transformé ! Il est souvent dans une boîte qui ne ressemble pas à un aliment naturel. De nos jours, la plupart d'entre nous peut se

rendre compte si ce que nous mangeons est sain ou non ;
donc vous avez juste besoin de refuser. Alors, suivez une
alimentation saine, équilibrée, incluant les fruits de mer,
la viande, les légumes, les fruits, les noix et les huiles.

Erreur 2 : Ne pas prendre assez de protéines.

La protéine est le bloc de construction essentiel du
muscle. Pour être clair, je ne vous dis pas d'acheter des
mélanges de protéines et de manger des barres de
protéines. Ce que je veux dire exactement est que si vous
voulez obtenir des muscles forts en y travaillant, vos
régimes doivent vous fournir assez de protéines. Donc, il
suffit d'en incorporer un peu plus dans votre alimentation
quotidienne. Aliments comme les œufs, le poulet, le
poisson et toutes les viandes devrait être une partie
principale de votre alimentation quotidienne si vous

cherchez à construire le muscle et obtenir la force avec la callisthénie.

Vous pouvez devenir maigre et léger en suivant le régime de callisthénie. Ce n'est pas si dur. Vous devez juste penses à consommer un plan d'alimentation propre, et les résultats suivront. Manger frais, manger naturel, manger complet, et vous verrez des résultats étonnants dans votre condition physique et votre santé.

Votre corps est la seule pièce d'équipement pour lequel vous aurez jamais besoin de dire au revoir au poids. Les exercices de callisthénie sont une forme accessible d'exercice avec une variété de mouvements simples ne nécessitant que votre poids corporel pour la force. Le manque d'équipement n'est pas un prétexte pour ne pas s'entrainer. Tout le monde, à n'importe quel niveau de forme physique, peut continuer avec ce qui est disponible gratuitement à tout moment :

- Son corps

- Le sol

Vous trouverez les exercices de callisthénie bénéfiques, car il est facile de les appliquer tous les jours. Avec l'exercice de callisthénie, vous apprendrez progressivement à avoir un contrôle complet sur votre propre corps. Vous serez étonné de ce que le corps humain peut, ou précisément ce que votre corps est capable de faire.

Chapitre 7 - Défi de 30 jours de Callisthénie

Maintenant que vous avez quelques connaissances de base de la façon dont vous pouvez bénéficier de la callisthénie et avez une meilleure compréhension de la façon dont cela fonctionne. Voici notre défi de 30 jours de callisthénie. Ce défi de remise en forme sera difficile au début et en fonction de votre niveau actuel de forme physique vous pouvez avoir à ajuster le nombre de séries et de répétitions pour l'adapter à votre performance actuelle. Chaque jour, vous aurez une série d'exercices à effectuer, et il est fortement suggéré de continuer à augmenter le nombre de répétitions quand vous commencez à vous sentir de plus en plus fort.

Avant de commencer ce défi, je vous recommande fortement de commencer par un bon échauffement, tels que :

Routine d'échauffement :

1.	2-3 minutes de corde à sauter (qui se soucie si vous en faites mal, forcez-vous!)

2.	50 jumping jacks (tirer vos omoplates, étendre les bras et de se concentrer sur le mouvement)

3.	10 extensions de la hanche

4.	5 rotations de la hanche de chaque jambe (comme si vous enjambez une clôture)

5.	10 oscillations de la jambe vers l'avant (chaque jambe)

6.	10 oscillations de la jambe latérale (chaque jambe)

7.	10-20 pompes (échelle en fonction de votre niveau de condition physique)

8.	10 pas de spiderman (chaque jambe)

Cela peut sembler beaucoup rien que pour s'échauffer, et il peut également paraître qu'il y a beaucoup de choses à échauffer pour vos hanches, les fesses, les jambes, et le coeur. Ceux-ci ont tendance à être les muscles qui sont les plus serrés et sont souvent négligés. Cependant, ces muscles sont moins actifs et plus serrés et donc plus sensibles à une blessure.

Le défi

Flexions des jambes

3 séries de 10 répétitions (10 secondes de repos entre chaque série)

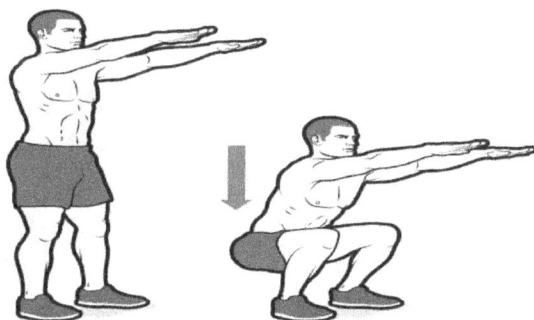

Fente arrière

3 séries de 10 répétitions (10 secondes de repos entre chaque série)

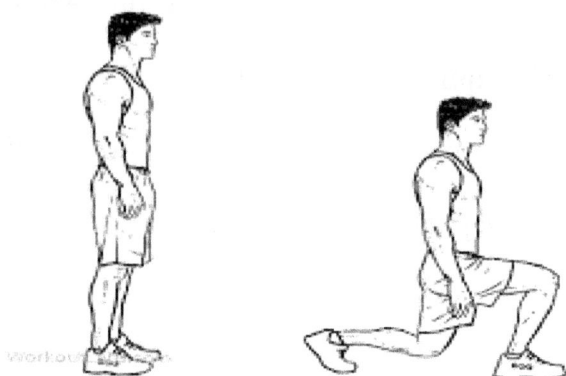

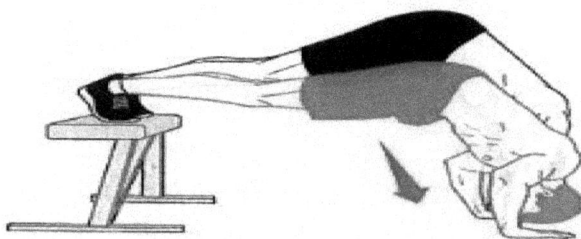

Presse épaule

3 séries de 10 répétitions (10 secondes de repos entre chaque série)

Pompes

3 séries de 10 répétitions (30 secondes de repos entre chaque série)

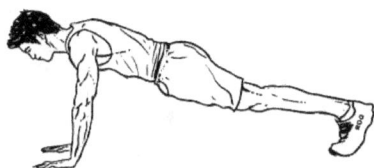

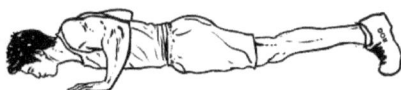

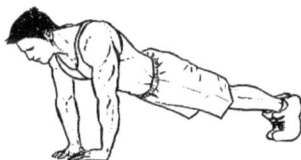

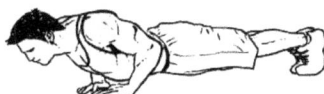

Pompes diamant

3 séries de 10 répétitions (30 secondes de repos entre chaque série)

Crunch inverse

3 séries de 10 répétitions (30 secondes de repos entre chaque série)

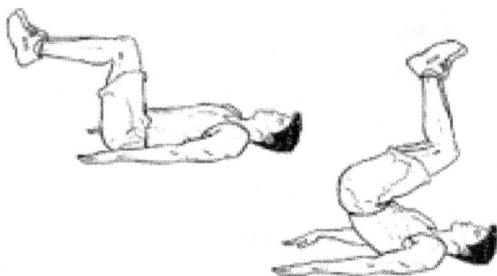

Sauts de grenouille

3 séries de 10 répétitions (30 secondes de repos entre chaque série)

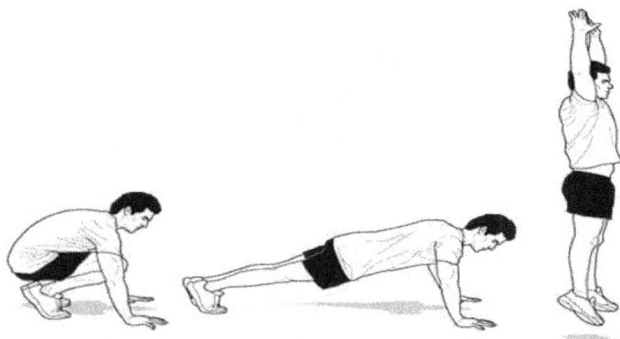

Maintenant, chaque semaine pour les 4 prochaines semaines, vous allez augmenter le nombre de répétitions de 5. Ainsi, la semaine # 1 vous ferez 3 séries de 10 répétitions. Semaine # 2, 3 séries de 15 répétitions. Semaine # 3, 3 séries de 20 répétitions et enfin la semaine # 4, 3 séries de 25 répétitions.

Mots de la fin

Merci encore d'avoir acheté ce livre !

J'espère vraiment que ce livre est en mesure de vous aider.

La prochaine étape est de **vous abonner à notre bulletin électronique** pour recevoir des mises à jour sur les nouvelles versions de livres ou les promotions à venir. Vous pouvez vous inscrire gratuitement, et en prime, vous recevrez un cadeau gratuit. Notre livre *"Santé et remise en forme : les erreurs que vous faites sans le savoir »*! Ce livre a été écrit pour démystifier, exposer ce qu'il faut faire et ne pas faire et enfin vous fournir les informations dont vous avez besoin pour obtenir la meilleure forme de votre vie. En raison de la quantité énorme de désinformation et de mensonges

proférés par les magazines et les « gourous »
autoproclamés, il devient de plus en plus difficile
d'obtenir des informations fiables pour se mettre en
forme. Plutôt que d'avoir à passer par des dizaines de
sources biaisées, peu sûres et non fiables pour obtenir vos
informations de santé et de remise en forme. Tout ce dont
vous avez besoin pour vous aider a été décortiqué dans ce
livre facile à suivre pour obtenir immédiatement des
résultats pour atteindre vos objectifs de remise en forme
souhaités dans le plus court laps de temps.

Encore une fois, pour vous abonner à notre bulletin
électronique gratuit et recevoir une copie gratuite de ce
livre précieux, s'il vous plaît visitez maintenant le lien et
inscrivez-vous : **www.hmwpublishing.com/gift**

Enfin, si vous avez aimé ce livre, je voudrais vous demander une faveur, seriez-vous assez aimable pour laisser un commentaire sur ce livre? Ce serait vivement apprécié!

Merci et bonne chance dans votre voyage!

A propos du Co-auteur

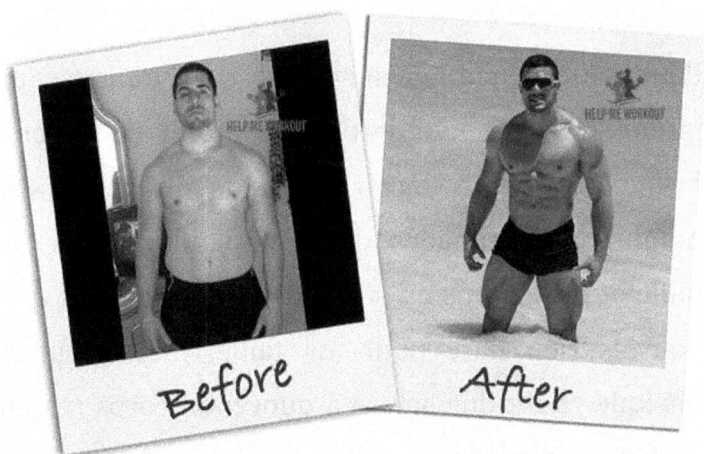

Before After

Mon nom est George Kaplo; Je suis un entraîneur personnel certifié de Montréal, Canada. Je vais commencer par dire que je ne suis pas le plus grand gars que vous ayez jamais rencontré et cela n'a jamais vraiment été mon objectif. En fait, je commencé à travailler quand j'étais plus jeune pour surmonter ma plus grande insécurité, qui était mon manque de confiance en soi. Cela était dû à ma taille mesurant seulement 5 pieds 5 pouces (168cm), ce qui m'a découragé de tenter quoi que ce soit que je voulais réaliser dans la vie. Vous pouvez passer par des défis en ce moment, ou vous voulez tout simplement vous mettre en forme, et je peux certainement en parler.

Pour moi personnellement, je suis toujours un peu intéressé par le monde de la santé et de la remise en forme et je voulais gagner un peu de muscle en raison des nombreuses brimades dans mon adolescence sur ma taille et mon corps en surpoids. Je me suis dit que je ne pouvais rien faire pour ma taille, mais je peux faire quelque chose que sur ce à quoi mon corps ressemblait. Ce fut le début de mon voyage de transformation. Je ne savais pas par où commencer, mais je me suis lancé. Je me sentais inquiet et j'avais parfois peur que d'autres personnes se moquent de ma manière de faire les exercices dans le mauvais sens. J'ai toujours souhaité d'avoir à mes côtés un ami qui serait assez bien informé pour m'aider à démarrer et « me montrer les ficelles. »

Après beaucoup de travail, d'études et d'innombrables essais et erreurs. Certaines personnes ont commencé à remarquer que je devenais de plus en forme et comment je commençais à porter un vif intérêt pour le sujet. Cela a conduit beaucoup d'amis et de nouveaux visages à venir me voir et me demander des conseils de remise en forme. Au début, il semblait étrange que les gens me demandent de les aider à se mettre en forme. Mais ce qui m'a aidé à poursuivre, c'est quand ils ont commencé à voir des changements dans leur propre corps et m'ont dit que c'est la première fois qu'ils ont vu des résultats concrets! A partir de là, plus de gens ont continué à m'approcher, et cela m'a fait prendre conscience après avoir lu tant et étudier dans ce domaine que cela m'a aidé, mais cela m'a aussi permis d'aider les autres. Je suis maintenant un entraîneur personnel entièrement certifié et j'ai formé à ce jour de nombreux clients qui ont obtenu des résultats étonnants.

Aujourd'hui, mon frère Alex Kaplo (également un entraîneur personnel certifié) et moi possédons et exploitons cette entreprise d'édition, où nous amenons des auteurs passionnés et experts à écrire sur des sujets de santé et de remise en forme. Nous organisons également un site de remise en forme en ligne « HelpMeWorkout.com » et j'aimerais me connecter avec en vous invitant à visiter le site Web à la page suivante et en vous inscrivant à notre bulletin électronique (vous pouvez même obtenir un livre gratuit). Enfin et non des moindres, si vous êtes dans la position que j'étais une fois et que vous voulez quelques conseils, n'hésitez pas à demander ... Je serai là pour vous aider!

Votre ami et entraîneur,

George Kaplo

Entraîneur personnel certifié

Télécharger un autre livre gratuitement

Je tiens à vous remercier d'avoir acheté ce livre et vous offre un autre livre (tout aussi long et précieux que ce livre), « santé et remise en forme : les erreurs que vous faites sans le savoir», totalement gratuit.

Visitez le lien ci-dessous pour vous inscrire et le recevoir: www.hmwpublishing.com/gift

Dans ce livre, je corrigerai les erreurs de santé et de remise en forme les plus courantes, que vous commettez probablement en ce moment, et je vais vous révéler comment vous pouvez facilement obtenir la meilleure forme de votre vie!

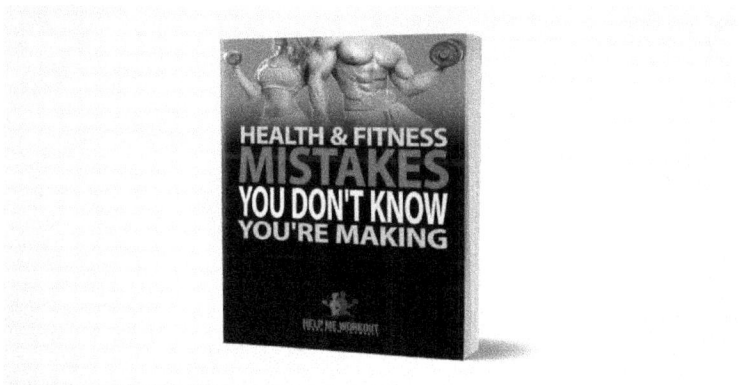

En plus de ce cadeau précieux, vous aurez aussi l'occasion d'obtenir nos nouveaux livres gratuitement, de recevoir des cadeaux, et de recevoir d'autres e-mails intéressants de ma part. Encore une fois, visitez le lien pour vous inscrire: www.hmwpublishing.com/gift

HMW Publishing

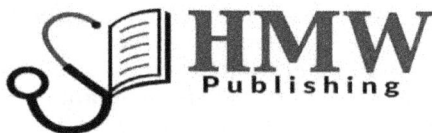

Pour plus de livres intéressants visiter:

HMWPublishing.com